Dieta Alcalina 101

El Libro Completo Sobre la Dieta
Alcalina Vegana para Principiantes

Project Vegan

Tabla de contenido

¿Qué es una dieta alcalina?

La dieta alcalina, (también conocida como dieta de ácido alcalino, dieta de ceniza alcalina e incluso a veces dieta del pH) ayuda a equilibrar el nivel de pH de los líquidos de tu cuerpo. Tu pH está parcialmente definido por los minerales en los alimentos que consumes. Para lograr un equilibrio en estos niveles, la dieta alcalina se enfoca en los alimentos que son altamente alcalinos (como ciertas frutas y verduras no híbridas) y elimina o limita los alimentos que son ácidos (carne y productos lácteos).

No tiene que ser confuso, incluso puedes tomar líquidos que ayuden a equilibrar tus niveles de pH. Por ejemplo, el agua alcalina tiene un nivel de pH más alto que el agua potable normal. Como tales, los defensores de la dieta recomiendan que esto puede ser una parte necesaria para generar los minerales que tu cuerpo necesita para comenzar a fortalecer tu simetría.

Tu pH puede caer entre 7,35 y 7,45 dependiendo de tu dieta, la hora del día, lo que consumió la última vez y la última vez que usó el baño. Si con frecuencia consumes demasiados alimentos ácidos, puedes desarrollar desequilibrios de electrólitos y los niveles inestables de pH de tu cuerpo pueden provocar demasiada acidosis.

Nuestros cuerpos encuentran formas increíbles de mantener niveles de pH seguros

Tu cuerpo siempre está pasando por batallas constantes para mantener esto. Una forma es a través de tu sistema respiratorio; el CO_2 que exhalas un par de veces por minuto elimina el ácido del cuerpo, por lo que es imposible aguantar la respiración durante mucho tiempo sin desmayarse: el aumento de la acidez aumentará muy rápidamente los vasos sanguíneos y producirá desequilibrios internos, generando un estado de alerta imposible de mantener.

Un entorno de pH saludable y equilibrado dentro del cuerpo puede generar beneficios para la salud, incluido un sistema inmunológico más fuerte, huesos más resistentes y una mejor salud cardíaca. Cuando nuestro cuerpo digiere los alimentos que comemos, en realidad los quema de manera gradual y precisa. Una vez que esto ocurre, los alimentos dejan cenizas en polvo que pueden ser ácidas, alcalinas o neutras. Dependiendo de las proporciones de la dieta, estas cenizas pueden mejorar u obstaculizar tu salud, ya que la ceniza ácida es más propensa a causar enfermedades, mientras que la alcalina protege la salud y la neutra apenas tiene efecto.

Vive bien y cuida tu cuerpo y tu salud alimentándolo con nutrientes. Nuestro cuerpo distribuye el pH en nuestros riñones y pulmones, y al asegurarnos de que estos dos órganos se mantengan saludables, podemos ayudarlo a deshacerse de cualquier exceso de ácido y a florecer.

Como todos los demás órganos, los riñones florecen en un conjunto simple de minerales. El cloruro, el magnesio y el potasio son los tres minerales principales que permiten que nuestros riñones funcionen de la mejor manera y, lamentablemente, estos elementos se encuentran de forma escasa en la dieta moderna.

La dieta americana estándar (SAD) consiste en muchos carbohidratos altamente procesados, bebidas azucaradas y proteínas animales con alto contenido de grasas saturadas. Estos alimentos hacen que sea más difícil para el cuerpo digerir las vitaminas y los nutrientes, proporcionando muy pocos beneficios para la salud.

Esto es problemático para los riñones y para el cuerpo por completo. La buena noticia es que establecer una dieta basada en la alcalinidad es bastante fácil de hacer. Los alimentos que son ricos nutricionalmente y los minerales que ayudan a los riñones, pulmones y órganos florecer, están incluidos en las frutas frescas, los vegetales de hojas verdes y las fuentes de proteínas de origen vegetal.

Al elegir una dieta alcalina rica en nutrientes, puedes proporcionar a tus riñones y pulmones el pH ideal del cuerpo de solo 7.4. ¡Estos pueden parecer pequeños beneficios, pero pueden traer grandes resultados!

Cómo comer una dieta alcalina

Siempre que estés disponible, compra alimentos orgánicos alcalinos. E idealmente, querrás aprender sobre el tipo de compost en el que se cultivaron tus productos, ya que las frutas y los vegetales cultivados en compost orgánico, denso en minerales, tienden a ser más alcalinos. Los estudios han demostrado que el tipo de compost en el que se cultivan los alimentos puede afectar drásticamente su contenido de vitaminas y minerales, lo que significa que no todos los alimentos alcalinos son iguales.

El pH adecuado del compost para la disponibilidad total óptima de nutrientes en los alimentos es de entre 6 y 7. El compost ácido por debajo de un pH de 6 puede tener menos calcio y magnesio, y el compost mayor de un pH de 7 puede agotar sustancias químicas como el hierro, cobre, manganeso y zinc. El compost que está finamente incorporado, se mantiene orgánicamente es generalmente el más saludable.

Si tienes curiosidad por determinar tu nivel de pH antes de aplicar las siguientes sugerencias, puedes comprar tiras en tu farmacia local y realizar pruebas sencillas por tu cuenta. Puedes calcular tu pH a través de tu saliva u orina. Tus primeras micciones por la mañana te darán los resultados más precisos. Contrasta los colores en tu tira de pH con la tabla en tu kit de prueba. Durante el día, el momento ideal para realizar una prueba de pH es una hora antes de una comida y dos horas después de una comida. En cuanto a las pruebas de saliva, debes permanecer entre 6.8 y 7.2.

¿Qué es el pH?

El término pH, que es un acrónimo de "potencial de hidrógeno", se originó en 1090 por el bioquímico danés Søren Lauritz Sørensen. El pH se utiliza para especificar la cantidad de iones de hidrógeno en un fluido. Un ion de hidrógeno es una partícula cargada básica, un protón alineado con el símbolo H +.

La cantidad de iones de hidrógeno libres determina el grado de tu acidez y cuanto mayor sea la cantidad de iones de hidrógeno que están activos, más ácido se vuelve tu cuerpo. Al mostrar la cantidad de iones de hidrógeno, el pH indica si un fluido es alcalino, ácido o neutro.

La escala de pH
Una cosa importante a tener en cuenta es que los valores de pH se definen por la concentración de iones de hidrógeno conocidos como moles (o peso molecular) por litro.

El agua pura es un elemento neutro y tiene una cantidad de iones de hidrógeno que equivale a 0.0000001, o 10-7 moles por litro. En contraste, las sustancias altamente ácidas pueden contener concentraciones de iones de hidrógeno entre 0.01 o 10-2 moles por litro.

Como muestran estos ejemplos, la cantidad de iones de hidrógeno en una sustancia se define como una potencia de 10. Para indicar el valor de pH de la sustancia, eliminamos la base número 10 y el signo menos. Como resultado, un pH de 7 es la tasa de agua pura (neutra); un pH de 2 implica una alta acidez, y un pH de 12 implica una alta alcalinidad.

Un aumento de un solo punto de pH es igual a una reducción de diez veces en la consolidación de iones de hidrógeno. Al mismo tiempo, una reducción de un solo punto de pH equivale a un aumento de diez veces en la consolidación de iones de hidrógeno. Si comprendemos esto, podemos concluir que los pequeños cambios en el rango de pH significan un gran cambio en la consolidación del ácido.

Alimentos y bebidas alcalinas superiores

Deambular por los pasillos de tu tienda de comestibles local se ha convertido prácticamente en una especie de curso de obstáculos, donde los alimentos procesados, los azúcares refinados, las grasas saturadas y trans, y los químicos impronunciables están esperando para invadir tu cesta de compras. Pero en una sociedad que prioriza la conveniencia, puede ser difícil elegir qué alimentos son realmente buenos para ti. Además, hay varios regímenes de dieta y reglas que circulan que harán que te preguntes si realmente estás tomando la decisión correcta.

Las compras de comestibles no deben ser tan complicadas. El propósito de los alimentos y las bebidas es alimentar el cuerpo y ayudarlo a funcionar mejor. Sin embargo, muchos de los ingredientes en los alimentos disponibles en la actualidad están cargados con elementos ácidos y dañinos que son perjudiciales para el desarrollo natural de nuestro cuerpo. Los alimentos que producen ácido hacen que se forme un exceso de este en el cuerpo, conduciendo a la acidosis.

Una buena regla general es buscar principalmente alimentos frescos, sin envasar, con ingredientes con los que estés familiarizado. A continuación, te proporcionaremos una lista de los mejores alimentos y bebidas alcalinas que son necesarias para tener éxito en una dieta alcalina.

Los 100 mejores alimentos alcalinos

Espinacas

La espinaca está cargada de vitaminas y minerales esenciales, y es el alimento más alcalinizante de nuestra lista. Es bajo en colesterol y grasas saturadas y es una gran fuente de fibra dietética, proteínas y vitamina A, C, E y K. ¿No estás convencido todavía? Es rico en riboflavina, tiamina, folato, calcio, hierro, magnesio y vitamina B6. (¡Todos los minerales generadores de alcalinos!) La investigación también muestra que la espinaca es un potente antioxidante y ayuda a prevenir varios tipos de cáncer.

Col rizada

Al compartir muchos de los beneficios con su contraparte frondosa, la col rizada tiene un puñado de increíbles beneficios nutricionales y es altamente alcalinizante. ¡Una pequeña taza de col rizada comprende más del 200% de tu valor diario de vitamina A, así como el 130% de vitamina C y un notable 684% de vitamina K!

No hay ninguna posibilidad de que alguien no se beneficie enormemente con esta poderosa verdura en su dieta. Cargada con enzima sulforafano, la col rizada ayuda a combatir el cáncer y otras enfermedades. Kale es una excelente adición para ensaladas, sopas, batidos y personalmente está entre mis vegetales favoritos.

Pepinos

Si bien los pepinos no son tan populares como sus amigos "superalimentos", pero este vegetal ofrece una combinación particular de vitaminas y minerales que le permiten a tu cuerpo neutralizar fácilmente la acidez y mantener la alcalinidad. Los pepinos son una excelente fuente de antioxidantes, ya que están compuestos de fitonutrientes como los lignanos, las cucurbitacinas y los flavonoides. Estos fitonutrientes también contienen beneficios contra el cáncer y son antiinflamatorios. No solo están cargados con estos increíbles nutrientes, sino que también están compuestos principalmente de agua, por lo que hay pocas posibilidades de sufrir deshidratación.

Nuestra forma favorita de comer estas calabazas deducibles es simplemente cortar en tiras finas y sumergirlas en una pasta nutritiva como hummus o tzatziki, o como complemento a los sándwiches y ensaladas.

Brócoli

Una poderosa fuente de nutrición repleta de potasio, vitamina C y vitamina K. El brócoli resulta una excelente adición a cualquier plato (este también se compone de otros minerales en menores cantidades, como hierro, ácido fólico y manganeso que ayudan al cuerpo a neutralizar la peligrosa acidez). Un componente importante del brócoli, el sulforafano, tiene efectos de protección contra muchos tipos de cáncer según el NCBI.

Más allá de los beneficios mencionados anteriormente, el brócoli también puede ayudar a reducir los niveles de colesterol y mejorar la salud ocular. Nos gusta cortarlos por la mitad y comerlos con hummus como bocadillo, pero el cielo es el límite en cuanto a la variedad que se puede elegir.

Aguacate

Los aguacates son una fruta altamente nutritiva y alcalina que tiene una variedad de beneficios para la salud. Si bien puede verse como un alimento reconfortante debido a su contenido de grasa, en realidad es una fantástica fuente de ácidos grasos como el ácido oleico, que se ha determinado que ayuda a prevenir inflamaciones y enfermedades cardíacas según el NCBI.

Apio

Sí, es un hecho que el apio tiene más usos que el de base para tu sopa, o un aderezo para tu ensalada del fin de semana. Los beneficios para la salud del apio comienzan con sus enzimas y sus propiedades antioxidantes. También contiene vitaminas y minerales esenciales que incluyen vitamina C, vitamina K, vitamina B6, potasio y ácido fólico. La parte más importante del apio, sin embargo, es su alto contenido de agua y su tremendo contenido de fibra que mejora la digestión y la pérdida de peso.

El apio no solo es altamente alcalinizante, sino que también es uno de los alimentos con mayor contenido de calorías del mundo. Un favorito de la infancia es

"Ants on a Log", que básicamente es apio cubierto con mantequilla de maní y pasas (un combo inusual, pero absolutamente delicioso).

Brotes

Aunque no se han realizado muchos estudios sobre los brotes en comparación con otros vegetales, se sabe que son una fuente de muchos beneficios nutricionales. Estos pequeños te brindan una variedad de vitaminas y minerales con cada bocado. Los brotes como la alfalfa son ricos en potasio, magnesio, calcio, hierro y zinc, todos los cuales luchan para neutralizar la acidez y regenerar los depósitos minerales de tu cuerpo.

Los brotes de girasol y rábano contienen clorofila, que se ha relacionado con ayudar a prevenir el cáncer según los estudios publicados por el NCBI. Una forma popular de disfrutar de los brotes es rociándolos en ensaladas o agregándolos a los sándwiches para agregar un elemento crujiente y delicioso.

Otros alimentos a considerar en una dieta alcalina

Además de los alimentos mencionados anteriormente, hay muchos otros alimentos alcalinos que nutren al cuerpo con ricas dosis de vitaminas y minerales alcalinizantes. ¡Aquí hay una lista!

Verduras Alcalizantes
– Alfalfas
– Arugula / Rocket
– Alcachofas

– Espárragos
– papas pequeñas
– hierba de cebada
– remolachas
– coles de Bruselas

Vegetables Vegetales de mar (kelp, dulse, etc.)

– Pimiento / Pimientos
– col
– zanahorias
– Cebolletas
– Collards
– dientes de león
– Endibias
– Berenjenas
– Ajo
– Judías verdes
– guisantes verdes
– Puerros
– Lechuga
– verdes de mostaza
– Setas
– cebolla
– chirivías
– rábanos
– cebollas rojas
– Guisantes
– calabazas
– Ruibarbo
– Rutabaga

- batatas
- Berros
- calabacín

Fruta Alcalinizante

- Manzanas
- albaricoques
- Bananas
- Arándanos
- moras
- Arándanos
- Coco fresco (carne y agua)
- fechas frescas
- Uvas
- melón meloso
- limas
- Mangos
- nectarinas
- Naranjas
- Melocotones
- Piñas
- Mandarinas
- Tomates
- Fresas
- cerezas dulces

Nueces y Semillas Alcalinizantes

- Almendras
- nueces de Brasil

- Castañas
- semillas de chía
- semillas de lino
- semillas de cáñamo
- nueces avellanas
- nueces de pacana
- semillas de calabaza
- semillas de girasol

Polvos Verdes Alcalinizantes

- Chlorella
- espirulina

Especias y Hierbas Alcalinizantes

- albahaca
- Cilantro
- Canela
- Dill
- jengibre
- Orégano
- tomillo
- cúrcuma

Granos alcalinos y frijoles

- frijoles negros
- Alforfón 90
- Alubias
- Garbanzos

– Lentejas
– mijo
– Frijoles Mung
– Alubias
– Quinua
– avena
– Alubias blancas
– arroz salvaje

Las mejores bebidas alcalinas

Leche de almendras

Ten cuidado al recorrer los pasillos, ya que no toda la leche de almendras es buena para la salud. Esté atento a las marcas que usan edulcorantes artificiales o azúcar y, en cambio, opta por una variedad más natural y sin azúcar.

¿La mejor parte de este delicioso elixir? Está disponible en la mayoría de las principales cafeterías de marca. Sustituye la leche entera por leche de almendras para un delicioso y alcalinízate café matutino.

Jugo

No importa dónde vivas, es probable que haya una gran variedad de zumos disponibles en casi todas partes, desde la gasolinera hasta la caja en la tienda de comestibles. Pero como se dijo anteriormente, no todos los jugos son creados de la misma forma.

Cuando busques una buena opción, elige la marca con la mayor cantidad de verduras por porción. Evita los envases que contengan azúcar agregada o edulcorantes artificiales; cualquier jugo de fruta y verdura de buena calidad debe poder satisfacer tus antojos sin ningún potenciador de sabor. ¿Nuestra recomendación? Haz tu propio jugo casero; de esa manera sabrás exactamente de qué está hecho.

Limonada

Antes de bajar a tu puesto de limonada local, escúchanos primero. La limonada tradicional se carga con azúcar; una alternativa igualmente refrescante es el agua alcalina con jugo de limón. Los limones son una fuente increíble de potasio y ácido fólico y una gran fuente de vitamina C. Por lo tanto, toma un vaso de agua alcalina fría, exprime una rodaja de limón y disfruta del sol con tu saludable limonada.

Agua de coco

Dile adiós a las bebidas deportivas ácidas con edulcorantes artificiales y saluda a la bebida deportiva de la naturaleza: el agua de coco. Cargada con vitamina C, calcio, riboflavina y fibra dietética, esta bebida refrescante no solo calmará tu sed después de un entrenamiento intenso, sino que también nutrirá tu cuerpo. Llena de electrolitos, es excelente para la recuperación del ejercicio.

Cuando compres preenvasado, busque marcas que usen sabores artificiales o azúcares como edulcorantes. Busque opciones con la lista más pequeña de ingredientes, para que sepas que estás obteniendo la variedad más natural disponible.

Té de hierbas

El té de hierbas no solo es adecuado para los días sombríos de invierno, sino que es ideal para cualquier estación o ocasión. Con varios sabores para elegir, esta bebida alcalina y deliciosa se puede consumir helada o caliente. Para un impulso adicional a la salud, intenta agregar jengibre fresco en rodajas a tu té o agua caliente. El jengibre es útil para aliviar problemas estomacales, pérdida de apetito, mareos y náuseas.

Agua alcalina

Por último, pero no menos importante, la bebida alcalina más saludable (y más simple) del mercado, el agua alcalina mineralizada. Dirígete a tu supermercado local y elije entre una variedad de marcas como Essentia, PHure, LIFEWTR y Real Water. Dile adiós a los metales pesados y desinfectantes peligrosos y hola al agua cristalina alcalinizada que ayudará a tu cuerpo a mantener un pH saludable y mejorará la salud general.

Plan de ACCION

Ahora que tienes una buena idea de qué buscar mientras paseas por el pasillo de la tienda de comestibles local, y de cómo cocinar estos alimentos una vez que los lleves a casa, es hora de crear un plan de acción. Si tu objetivo es neutralizar la acidez lo suficiente como para permanecer alcalino, no es obligatorio eliminar todos los alimentos ácidos a la vez. De hecho, una dieta alcalina saludable y exitosa se enfoca en mantener el equilibrio.

Idealmente, te gustará seguir una regla de dieta alcalina 80/20; lo que significa consumir 80% de alimentos y bebidas alcalinos y solo 20% de alimentos y bebidas ácidos. La mayoría de las personas no se sienten presionadas para eliminar muchos alimentos porque disfrutar de una buena merienda aquí y allá sigue siendo saludable. No tienes que rechazar tu café espresso Starbucks favorito o una bolsa de papas fritas ocasionalmente, pero debes basar tu dieta en frutas y verduras frescas.

¿Qué es la acidosis?

Cuando los fluidos de tu cuerpo se vuelven demasiado ácidos, se transforman en una sustancia conocida como acidosis. La acidosis es el resultado de que tu riñón y pulmones no puedan mantener el pH de tu cuerpo bajo control. Gran parte de las funciones del cuerpo generan ácido. Tus riñones y pulmones generalmente pueden compensar los desequilibrios de pH, cuando no son tan altos.

La sangre en la acidez de tu cuerpo puede medirse calculando tu pH. Un pH disminuido significa que tienes sangre altamente ácida, mientras que un pH elevado significa que tu sangre es estable. Según la Asociación Americana de Química Clínica (AACC, por sus siglas en inglés), el pH de tu sangre debería estar idealmente alrededor de 7.4. La acidosis se define por un pH de 7.35 o menos. La alcalosis se define por un nivel de pH de 7.45 o más.

Aunque aparentemente bajas, estas distinciones numéricas pueden ser graves. La acidosis puede provocar una gran cantidad de problemas de salud e incluso puede ser un riesgo gigante para la salud.

Causas de la acidosis

Hay varias versiones de acidosis, y ambas tienen causas diferentes. Los tipos de acidosis se definen como acidosis metabólica y acidosis respiratoria, y se reconocen según la causa principal que la desencadena.

Acidosis respiratoria

La acidosis de respiratoria es el resultado de una acumulación excesiva de CO_2 en el cuerpo. Típicamente, los pulmones dispersan el CO_2 cuando respiras. Sin embargo, ocasionalmente, tu cuerpo no puede eliminar suficiente CO_2. Esto suele suceder debido a:

- Asma y otras afecciones de las vías respiratorias
- Lesiones en el pecho
- La obesidad, que dificulta la respiración.
- Alcohol excesivo
- Fragilidad muscular en el pecho.
- Complicaciones con el sistema nervioso.
- Estructura torácica malformada

Acidosis metabólica

La acidosis metabólica comienza en los riñones y no en los pulmones. Ocurre cuando estos no son capaces de eliminar suficiente ácido o cuando cortan demasiada base.

Acidosis diabética

La acidosis diabética se desarrolla en personas con diabetes que están mal tratadas. Si tu cuerpo no tiene suficiente insulina, se forman cetonas en tu cuerpo y acidifican tu sangre.

Acidosis hiperclorémica

La acidosis hiperclorémica se produce por una deficiencia de bicarbonato de sodio. Esta base es crucial para mantener tu sangre neutral. Tanto el vómito como la diarrea pueden causar este tipo de acidosis.

Acidosis láctica
La acidosis láctica se desarrolla cuando hay un exceso de ácido láctico en tu cuerpo. Las causas de raíz pueden incluir cáncer, consumo crónico de alcohol, insuficiencia cardíaca, convulsiones, insuficiencia hepática y niveles bajos de azúcar en la sangre.

Acidosis tubular renal
La acidosis tubular renal se desarrolla si los riñones no pueden excretar ácidos en la orina. Esto hace que la sangre sea más ácida.

Cómo los alimentos ácidos afectan el cuerpo

La sangre ácida está relacionada con afecciones de salud severas, como cálculos renales, un mayor riesgo de preocupación (un ambiente altamente ácido es ideal para el crecimiento de células cancerosas) e incluso puede impedir que el hígado pueda desintoxicarse adecuadamente.

La densidad ósea también puede verse obstaculizada por la sangre ácida. Esto se debe a que el calcio (y el mineral alcalino) se extrae de los huesos para anular el pH de la sangre cuando comienza a ser demasiado ácido.

Muchas personas experimentan dolor de estómago por comer demasiados alimentos ácidos, pero independientemente de los alimentos acidificantes, la causa depende del ambiente y la salud general del individuo.

El revestimiento del estómago combate de forma natural la acidez ya que los ácidos del estómago se consumen de forma natural; pero en muchos casos, las personas que tienen problemas digestivos, como úlceras estomacales o reflujo ácido, pueden sufrir mucho al ingerir alimentos ácidos.

Los alimentos que no son ácidos pero que contienen minerales acidificantes antes de la digestión a veces pueden agitar los problemas digestivos existentes, ya que su acidez (no tu pH) puede tener efecto antes de la digestión.

Un exceso de acidez puede convertirse en un peligro que debilita todas las funciones del cuerpo, y de hecho, es una condición muy común. Esto genera un entorno interno ideal para enfermedades, a diferencia de un entorno de pH equilibrado que permite el funcionamiento normal del cuerpo requerido para combatir la enfermedad. Un cuerpo sano conserva suficientes reservas alcalinas para satisfacer las demandas de emergencia. Cuando se necesita neutralizar demasiado ácido, nuestras reservas alcalinas se reducen, lo que da como resultado un cuerpo más débil.

La mayoría de las personas que no tienen un pH en blanco son ácidos. Esta condición hace que el cuerpo tome prestados minerales, como calcio, magnesio, sodio y potasio, de huesos y órganos vitales para neutralizar el ácido y extraerlo adecuadamente del cuerpo.

Debido a esta cepa, el organismo puede experimentar un daño severo y prolongado debido a una acidez excesiva, una condición que podría no descubrirse durante años. La acidosis leve puede causar problemas como:

- Daño cardiovascular, que expande los vasos sanguíneos y agota el oxígeno.

- El aumento de peso y la diabetes que resultan en problemas de la vejiga y los riñones, como cálculos renales.
- Aceleración del daño radical, posiblemente ayudando al crecimiento de mutaciones cancerosas.
- Osteoporosis, que produce huesos débiles y frágiles, espolones óseos y fracturas de cadera.
- Dolor en las articulaciones, calambres musculares y acumulación de ácido.
- Agotamiento energético y fatiga crónica.

El cuerpo humano produce ácido, sin parar, todos los días como un apéndice del metabolismo. Además, el ácido pasa al sistema a través del consumo y la digestión. Muchos ácidos extraídos y digeridos son eliminados por el torrente sanguíneo y se descargan del cuerpo en la orina.

Otros ácidos son liberados por el cuerpo a través de la transpiración. Tu cuerpo solo puede absorber una cantidad limitada de ácidos; es por ese motivo, que si tu sistema se ve abrumado, se originará un aumento drástico en su nivel de acidez.

La acidez está vinculada a la enfermedad:

- El reflujo ácido es una condición dolorosa que ocurre cuando el líquido ácido se congestiona (refluye) hacia el esófago, lo que resulta en inflamación, irritación y aflicción en el revestimiento del esófago.

- El colesterol alto ocurre cuando el cuerpo genera un exceso de colesterol para neutralizar los ácidos en el torrente sanguíneo antes de que dañen las células vivas.
- La enfermedad cardíaca es el resultado de la acumulación excesiva de colesterol en las arterias coronarias que disminuye el flujo de sangre al corazón. Como se mencionó anteriormente, el colesterol se forma para proteger el tracto arterial de la acidez en la sangre.
- Las afecciones inflamatorias relacionadas, como la artritis, las alergias, la fibromialgia e incluso el accidente cerebrovascular, están relacionadas con una acidosis metabólica de bajo recuento.

Un estudio reciente de siete años realizado en la Universidad de San Francisco en 9,000 mujeres concluyó que las personas que sufren de acidosis crónica tienen un mayor riesgo de enfermedades relacionadas con los huesos que las que tienen niveles de pH equilibrados.

Los investigadores que realizaron este trabajo creen que una gran parte de las lesiones de cadera que prevalecen en las mujeres de mediana edad están relacionadas con la alta acidez inducida por una dieta rica en productos animales y baja en verduras. Este es el resultado de que el cuerpo tome calcio de los huesos para neutralizar el pH.

Beber agua alcalina limpia puede ayudar a reponer el equilibrio del pH del cuerpo, disminuir la acidez y fomentar la desintoxicación.

Acidosis y producción de energía

Para que nuestras células funcionen correctamente, deben estar en un estado equilibrado de ácido alcalino. De lo contrario, se reduce drásticamente la capacidad de las células para crear energía a través de los compuestos de energía celular conocidos como mitocondrias. Almacenadas dentro de las células, las mitocondrias son los principales productores de un compuesto conocido como ATP (trifosfato de adenosina) que proporciona la energía que las células, órganos y tejidos requieren para funcionar correctamente.

Incluso una menor inclinación ácida dentro de las células crea una función defectuosa del paso del electrón mitocondrial, lo que resulta tanto en la producción de energía agotada como en una mayor pérdida de energía. La deficiencia de ATP causada por un pH alcalino o ácido excesivo produce fatiga y, en última instancia, puede causar dolor y dificultar la función de los órganos.

Para neutralizar los problemas celulares causados por la acidosis empobrecida, el sistema de homeostasis del cuerpo, tiene la capacidad para autoajustarse y así administrar el equilibrio interno entre los depósitos minerales alcalinos, como las sales alcalinas de calcio, potasio y magnesio. Estos minerales, que se encuentran principalmente dentro de la estructura musculoesquelética, son absorbidos por el cuerpo para apagar el crecimiento del ácido.

Si las variaciones en los niveles ácido-alcalinos son solo momentáneas, la homeostasis típicamente se restaura. Pero si los desequilibrios continúan sin resolverse, en última instancia, la capacidad del cuerpo para controlar la homeostasis se ve superada, lo que resulta en un estado de "enfermedad" que, con el tiempo, comenzará a atacar los sistemas y órganos más vulnerables y susceptibles.

La acidosis disminuye el oxígeno disponible

A este problema se suma el factor de que la acidosis también agota la cantidad de oxígeno accesible a las células y tejidos del cuerpo. Además, la falta de oxígeno interfiere con la función mitocondrial y también disminuye la capacidad de las células para reponerse y repararse adecuadamente. El clima bajo en oxígeno formado por la acidosis también fomenta el crecimiento de microorganismos dañinos.

Esto también aumenta la fatiga al interrumpir la capacidad del cuerpo para incorporar y utilizar adecuadamente los nutrientes que se obtienen de los alimentos. Las deficiencias nutricionales que culminan no solo agotan la creación de enzimas de las hormonas necesarias para la producción de energía, sino que también pueden dificultar el consumo de los nutrientes obtenidos de los alimentos.

Una inclinación ácida compromete la inmunidad

El sistema de defensa inmunológica del cuerpo funciona mejor en un rango de pH muy lineal. Los desequilibrios ácido-alcalinos pueden obstaculizar la capacidad del cuerpo para combatir microorganismos maliciosos, como bacterias, virus y hongos. Son muchas las razones por las que suceden estas cosas, y dos de estas tienen gran importancia para nosotros.

Primero, cuando el pH de la sangre tiende al desequilibrio, las células del cuerpo no pueden recibir adecuadamente nutrientes esenciales y oxígeno de las reservas de sangre. Además, las células comienzan a luchar en la eliminación de desechos. En ambos casos, estas reacciones son el resultado de una permeabilidad disminuida de las membranas celulares, ahora endurecidas por un desequilibrio ácido-alcalino.

A medida que las paredes celulares se endurecen, no solo los nutrientes y el oxígeno no pueden penetrar en las células, sino que los desechos no se pueden eliminar. Juntas, estas circunstancias conducen a células más débiles que son incapaces de actuar como lo pretende su naturaleza.

El segundo factor que agota la inmunidad es la forma en que los desequilibrios ácido-alcalinos permiten que los agentes infecciosos crezcan y se repliquen dentro del cuerpo. Contrariamente a la creencia popular, las personas no se enferman simplemente por exponerse a patógenos infecciosos.

La verdad es que las personas están constantemente expuestas a tales microorganismos. Además, hay miles de diferentes bacterias potencialmente peligrosas que crecen dentro de nuestros tractos gastrointestinales todos los días. Sin embargo, la mayoría de las veces, no son capaces individualmente de causar enfermedades. Esto se resume en momentos elevados de infección, como la temporada de gripe, y aunque no todas las personas contraen la gripe o un resfriado, más personas están expuestas a los virus que las causan.

Un factor importante que decide si los microorganismos pueden causar enfermedades, es el nivel de pH en el ambiente interior del cuerpo. Cuando el cuerpo tiene un equilibrio ácido-alcalino adecuado, el torrente sanguíneo entra en un estado aeróbico, lo que significa que tiene una gran cantidad de oxígeno. En esta circunstancia, el cuerpo puede defenderse de posibles patógenos peligrosos, ya que los patógenos no pueden prosperar en ambientes ricos en oxígeno. Sin embargo, cuando el ácido alcalino se vuelve desequilibrado y crónico, el torrente sanguíneo comienza a sufrir una deficiencia de oxígeno.

Este estado reducido de oxígeno permite que los microorganismos que antes no eran peligrosos se vuelvan patógenos (causantes de enfermedades), ya que el cuerpo no puede erradicarlos adecuadamente. Además, un ambiente con bajo nivel de oxígeno es óptimo para que estos microorganismos se vuelvan a crear rápidamente dentro del cuerpo, lo que hace que cada vez sea más desafiante para el sistema inmunológico del cuerpo mantenerlos bajo control.

Osteoporosis y otros problemas relacionados con la pérdida de minerales

Para detener un excedente de generación de ácido, se podría requerir que el cuerpo utilice sus depósitos de minerales alcalinos. Los huesos son el depósito más grande de reservas minerales del cuerpo, pero también se encuentran depósitos minerales en los dientes y otros órganos. Si bien los períodos frecuentes de extracción de minerales de los huesos, órganos y dientes no suelen causar problemas de salud, la extracción constante de minerales o la desmineralización, en particular del calcio, el potasio y el magnesio, pueden provocar trastornos graves.

Uno de los problemas más prevalentes es la osteoporosis, una condición de fragilidad ósea intensa y riesgo elevado de lesiones por traumatismo bajo. De hecho, a partir de 2019, alrededor de 10 millones de estadounidenses mayores de 50 años padecen osteoporosis, y otros 33 millones de estadounidenses son susceptibles debido a su baja masa ósea. Existe una cierta relación entre la acidosis metabólica crónica de bajo grado y la osteoporosis.
Una variedad de estudios basados en la población mundial ha confirmado la relación entre el alto consumo de alimentos formadores de bases (principalmente frutas y verduras) y la salud ósea.

El impacto favorable del consumo de frutas y verduras en la masa ósea es notable no solo en mujeres premenopáusicas y posmenopáusicas (aquellas con mayor riesgo de osteoporosis) sino también en niños y niñas en desarrollo.

Además, una amplia encuesta a través de todo el mundo (Abelow et al. 1992) determinó que los países con la prevalencia más baja de lesiones de cadera también tienen la ingesta más baja de proteínas animales que producen ácidos y, en general, una ingesta de proteínas vegetales que supera su consumo de productos de origen animal. Por supuesto, la dieta practicada por estos cultivos es drásticamente diferente de la dieta occidental común, que está cargada de proteínas animales que producen ácidos y tiene un bajo contenido de alimentos para equilibrar la base.

Desafortunadamente, la pérdida mineral ósea severa también puede contribuir a otras enfermedades debilitantes de los huesos, como la osteoartritis, el reumatismo y la degeneración de los discos de la columna vertebral. Como resultado, la degeneración de la columna vertebral puede sufrir otros problemas, como la ciática y el dolor crónico de espalda. Además, el agotamiento a largo plazo de los minerales puede disminuir la salud de los dientes, haciéndolos más frágiles y sensibles a los alimentos fríos y calientes.

La falta de minerales también provoca una piel seca que se agrieta fácilmente, que pica y envejece prematuramente. Otras afecciones generalmente asociadas con la pérdida mineral crónica son el adelgazamiento del cabello, la pérdida de sangre y las encías excesivamente sensibles.

Acidosis e inflamación

La inflamación es la reacción natural de nuestro cuerpo ante la necesidad de reparación y, por lo tanto, es fundamental para el proceso de curación. A lo largo del período inflamatorio, el tejido frágil o debilitado por el trauma se disuelve y se recicla para preparar su reemplazo por nuevo tejido vital. Sin embargo, si la inflamación o el agotamiento del tejido se vuelve grave; el proceso de curación no se ha completado y puede surgir un amplio espectro de posibles problemas de salud.

La acidosis crea un terreno óptimo para la inflamación de varias maneras. Por ejemplo, los niveles elevados de microorganismos peligrosos inducidos por la acidosis pueden provocar inflamación.

Además de esto, cuando los órganos y tejidos se exponen a los ácidos, comienzan a endurecerse y/o aumentar las lesiones para defenderse. Como un mecanismo de defensa adicional, pueden comenzar a engullirse en un intento de evitar que los ácidos penetren en los tejidos. Estas respuestas inflamatorias pueden ocurrir en cualquier parte del cuerpo, pero generalmente comienzan en estructuras orgánicas que son frágiles como resultado de la genética o problemas de salud preexistentes.

Si la inflamación continúa, en última instancia, puede conducir a una serie de afecciones, que incluyen artritis, bronquitis, colitis, neuritis, afecciones de la piel como urticaria y erupciones cutáneas, y trastornos del tracto urinario como micción dolorosa y cistitis (infección de la vejiga). Además, la inflamación crónica puede disminuir la capacidad de la función inmune, que ya se ha agotado debido a la generación de microorganismos no saludables.

Evitar una dependencia masiva de los alimentos procesados

El mundo en que vivimos es un ritmo acelerado; estamos siempre en movimiento, por lo que tendemos a tener prioridad en la elección de la conveniencia por sobre la calidad la mayor parte del tiempo. Esto pone nuestras dietas en una calidad de nutrición proporcionada por comidas completas. Así que para volver en el camino correcto, aquí hay algunas pautas sencillas para asegurar su transición a una dieta vegana de comidas completas en una disposición simple.

Pretenda que los alimentos procesados no existen

Esto puede sonar demasiado intenso, pero no se desanimes por el momento. Imagínese buscar en la tienda y no encontrar ningún alimento preenvasado para elegir, como comidas congeladas, cereales, o cenas en caja. Ni una sola barra de granola procesada o cualquier alimento con una larga lista de ingredientes. Ahora bien, si estas opciones no están disponibles para usted, no tiene más elección que comprar alimentos más sanos.

No estoy diciendo que debe alejarse de todo lo que encuentres empaquetado o encajonado. Los alimentos como el humus, granos enteros, barras de proteínas, lino o chía molidos, mantequilla de maní, salsa, bocadillos de algas, verduras congeladas, papitas de col, frutos congelados, e incluso la leche no láctea son completamente tolerables (no todos ellos son de bajo costo, sin embargo.) El objetivo es comer principalmente alimentos que contienen cinco o menos ingredientes. Si ha decidido seguir comprando alimentos preparados. Solo manténgase alejado de aquellos que tienen aceites manifiestos.

Planifique sus comidas

Es importante preparar sus comidas al menos con una semana de antelación, después de todo el ejercicio no es el único aspecto para lograr una gran salud. Mantenga sus comidas y aperitivos listos para ir con usted en cualquier momento que desee. Esto le mantiene lejos de las opciones pre-envasadas poco saludables en cualquier momento que sea conveniente.

Si tiene poco tiempo. ¿Qué le parece si usa el descanso del almuerzo un par de días a la semana para abastecerse de alimentos saludables? O si eso no es suficiente tiempo, sólo eche un vistazo a su horario y trate de apartar espacio para algunas oportunidades para hacer sus tareas de preparar las comidas. Si todo esto falla, siempre puede contratar a un profesional preparador de comida en un sitio como www.snagajob.com (Solo para gente en Estados Unidos) Claro que puede ser costoso, pero si valora su tiempo, delegar a un profesional independiente vale la pena.

El resultado final de los alimentos procesados

Piense en los alimentos procesados no precisamente como una adicción, sino como un retraso en su salud casi tan grande como las drogas, el alcohol y el tabaco. Siempre elija sabiamente lo que come, y encontrara que después y antes de un entrenamiento su rendimiento en el gimnasio mejorará enormemente, y en general va a mejorar su salud.

Comer fuera en la dieta alcalina

La tendencia está cambiando a lo que los clientes demandan sobre las preferencias de comida de sus restaurantes. Aquí hay algunos consejos que podrían resultarte útiles para administrar tus depósitos alcalinos cuando estés en la ciudad.

Analiza tus opciones de restaurante
En lugar de obtener recomendaciones de amigos que podrían no estar tan preocupados por la salud como tú, haz que sea tu obligación encontrar uno. Cuando mires a tu alrededor, busca lugares donde la comida esté recién preparada y que disponga de la mayor cantidad posible de alimentos integrales. Las comidas familiares, los restaurantes étnicos y los establecimientos que ofrecen menús veganos generalmente son amigables con los alcalinos.

Bypass el aperitivo de pan
Por lo general, el pan se sirve primero para "calmar" el apetito. Sin embargo, el pan es ácido y no es esencial, por lo que debes contemplar una sopa de verduras o una ensalada como aperitivo.

Las órdenes "a la carta" pueden ser tu mejor opción
Concéntrate en los pedidos de guarniciones y prepara una comida sabrosa y saludable con una sopa o ensalada de verduras alcalina y una guarnición de papas al horno y verduras al vapor.

Opciones de bebidas

Un poco de conciencia de salud puede hacer maravillas al elegir una bebida. El agua de manantial/agua purificada es generalmente una buena opción y con solo unas pocas gotas de limón/lima se vuelven alcalinas. El jugo de naranja o de uva y el agua se pueden mezclar para tomar una bebida refrescante. El té verde es siempre una gran opción. Y para una bebida que es una gran adición a cualquier comida, pruebe un poco de agua al vapor con una pizca de limón. Esta bebida relajante es buena, ayuda a la digestión y es altamente energizante. Pruébala, te puede sorprender gratamente.

Recuerda la regla del 80%

Como ha sugerido regularmente el gurú de la nutrición, el Dr. Max Gerson, si una persona come el 80% de sus alimentos para estar lo más saludable posible, la mayoría de las personas puede otorgarse que el 20% restante le sea más de una naturaleza de "preferencia personal o recreativa".

Cómo crear un plan de dieta alcalina

¿Estás familiarizado con la alcalinidad de los alimentos que comes? ¿Debería importarte? Es de conocimiento general que los alimentos que comemos tienen un gran impacto en nuestra salud y bienestar, y la incorporación de alimentos enteros alcalinizantes puede ayudarnos a sentirnos lo mejor posible.

Hacer un balance de tu despensa

Dado que la dieta alcalina no se basa en ser un perfeccionista, ten en cuenta la regla 80/20 al hacer tus compras de comestibles. Compra un montón de frutas y verduras frescas, nueces y frijoles mientras se otorga 20 por ciento de alimentos ácidos no animales, como alimentos procesados, café y edulcorantes.

Para practicar un estilo de vida saludable de manera efectiva, es posible que debas trabajar un poco más en la preparación de comidas de lo que estás acostumbrado. Comenzar con un desayuno energizante como granola o espinaca y un batido de frutas asegurará que tengas un aumento en la energía, especialmente si decides eliminar el café. Puedes cambiar tu café de la mañana por el té verde, kombucha energizante y leche de almendras.

Si sus hábitos semanales implican reuniones de almuerzo y menús dudosos, debes memorizar algunos sustitutos básicos y ajustes para mantenerte al día cuando salgas a comer. Pide una ensalada vegana sin aderezo, en lugar de una vinagreta ligera. Sopas y guisos sin productos de origen animal, vegetales salteados y envolturas de verduras con quinoa o arroz salvaje son otras excelentes opciones que debes tener en cuenta.

Si deseas optimizar tus opciones, empaca almuerzos prefabricados y un montón de bocadillos frescos para que te acompañen durante todo el día, así siempre estarás bien encaminado y satisfecho.

Mantente hidratado

Cuando la temperatura es alta, es esencial hidratarse adecuadamente, independientemente de si estás físicamente activo o simplemente descansas en una playa soleada. No beber un gran vaso de agua antes de correr por la mañana, sudar excesivamente durante los entrenamientos y soportar temperaturas altas son formas seguras de deshidratarse. El consumo de agua durante el ejercicio también puede ayudar a combatir la fatiga y alargar la resistencia. A continuación, hay algunas formas de determinar si estás bien hidratado y es fácil y conveniente de seguir.

Color de la orina

El color de la orina puede ser una buena señal. Si se trata de un color de agua limpia, la probabilidad de que estés hidratado es muy alta. Si el color es oscuro o tiene un olor extraño, es un indicador de que estás deshidratado. Ten en cuenta que si estás consumiendo un suplemento de vitamina B12, esto puede estar impactando en el color de la orina, pero no significa que estés deshidratado, sin embargo, siempre consulta con tu médico para asegurarte de lo que sucede si sospechas algo.

Tasa de sudor

Otro método para determinar tu nivel de hidratación es controlar tu peso antes y después de hacer ejercicio. La diferencia de peso de hidratación antes /después te proporcionará una señal de tu nivel de hidratación. Si has aumentado o mantenido el mismo peso, podrías concluir que estás hidratado. Si has bajado de peso en una cantidad considerable, necesitarás beber más agua para recuperar el peso que has perdido.

¿Cuál es la cantidad de agua que se debe beber?

La cantidad de agua que debe tomar es diferente; una persona que suda significativamente debe beber cantidades más altas que una persona que no lo hace. Esto es especialmente cierto para los atletas que entrenan durante los calurosos meses de verano. Por cada libra de sudor perdido, es un montón de agua que tendrá que recuperar, por lo que no es extraño que un jugador de fútbol de la escuela secundaria con almohadillas y ejercicios para correr transpire cinco libras de sudor mientras practica durante el verano.

Crear un hábito de hidratación
Algunas personas trabajan arduamente hasta el punto en que casi no tienen tiempo para comer, o incluso para tomar un descanso. Pero tener el hábito de estar hidratado te ayudará a mantener tu energía y atención para que tu cuerpo y tu mente funcionen de manera óptima. A continuación, se incluyen algunos consejos para que tu ingesta de líquidos a lo largo del día sea mucho más fácil.

Siempre ten agua a la mano, incluso si estás en el trabajo
Si mantienes una botella de agua cerca de ti, será más fácil tomar un sorbo de agua durante todo el día, sin que parezca un esfuerzo. Si empiezas a sentir náuseas o fatiga, bebe un poco de agua fría. Es una forma

rápida de estar más alerta en cualquier momento en que te encuentres en una depresión.

Mezclar

¿El agua te aburre? Aquí hay algunos consejos sobre cómo puedes obtener otras fuentes de líquido.

Fusiónalo

Corta rebanadas de fruta, como lima, naranjas y limón en un recipiente de agua y deja que se refrigere durante unas horas.
Añade cubitos de hielo de coco
Agrega el agua de coco a tu bandeja de cubitos de hielo, luego saca los cubitos de hielo en un vaso de agua para obtener un sabor dulce y de nuez.

Tomar té de hierbas

Trata de tomar una taza de té de hierbas todos los días. Si lo haces con regularidad, tendrás una cantidad adicional de líquidos de 1 taza de agua en tu cuenta diaria. Además, esta puede ser una forma terapéutica de dejar el estrés al final del día.

Come tu agua

Intenta comer estos alimentos para obtener una forma deliciosa y sencilla de aumentar la absorción de H_2O sin tomar agua directamente.
No sudar durante el ejercicio intenso puede ser una señal de que estás hidratado hasta el punto de agotamiento debido al calor. Además, debes tener cuidado con las bebidas azucaradas o los jugos de frutas y los refrescos, ya que pueden ser muy ásperos

para tu estómago si no está hidratado. También es aconsejable mantenerse alejado de las bebidas que se componen de cafeína, que puede actuar como diurético y provocar la pérdida de más líquidos.

Ahora que comprendes el impacto que puede tener la hidratación, recuerda que no tendrás que preocuparte si toma al menos 11 tazas al día como parte de tu hábito diario.

Cómo hacer la transición

Puede sentirse increíblemente abrumador cuando apenas estás empezando a ser vegano. Es un cambio drástico en el estilo de vida en comparación con tener la comodidad de poder comer casi cualquier cosa como omnívoro, especialmente para las personas que han disfrutado y están acostumbradas a comer carne y productos animales toda su vida. Incluso podría sentirse casi imposible. A continuación, repasaremos algunos consejos para que no te sientas abrumado o para que no te resulte demasiado dura la transición.

No esperes la perfección
Puedes esperar que tengas un desliz en una dieta vegana, sin importar si ya la comenzaste o no lo has hecho todavía. Después de todo, somos humanos. Y no es solo nuestra mentalidad; también es un ajuste de nuestro cuerpo, desde tu paladar hasta todo lo que está dentro de tu cuerpo. Mi consejo es que no te detengas en las ocasiones en que te equivoques, pero concéntrate en todas las decisiones buenas y saludables que has tomado fuera de ese error. Recuerda, tomará más de un resbalón para eliminar todo el progreso que hayas realizado.

Cada día como vegano, disminuirán un poco tus antojos y gradualmente avanzarás hacia alimentos más saludables. Te sorprenderás de cómo se adapta tu paladar cuando le des la oportunidad.

Especifica tu fecha de inicio; cuanto antes empieces, mejor

Cuando decidas comenzar, vacía tu refrigerador de todas las carnes y productos de origen animal, incluidos los lácteos, las grasas (como la mantequilla) y los huevos. Luego haz lo mismo para tu despensa y desecha todos los productos enlatados o en cajas que contengan carne o productos de origen animal. Querrás hacer todo esto al mismo tiempo. Dile adiós a todo el grupo insalubre. Tíralos o dáselos al refugio de comida local.

Luego obtén un libro de cocina vegana (ve las recomendaciones a continuación). O bien, en línea, donde hay muchos recursos para comidas veganas únicas y creativas. Encontrarás que el veganismo es muy visible mientras busques oportunidades. Elabora un plan de comidas para tu primer mes para incluir todas las comidas que tendrás cada día: desayuno, almuerzo, cena y bocadillos. Y con este nuevo plan de comidas, ahora podrás crear tu lista de compras y obtener tus alimentos para la semana.

Ejemplo de plan de comidas alcalinas de 7 días

Montar un plan de comidas es la mejor manera de asegurarse de comenzar con el pie derecho y obtener resultados óptimos en esta nueva dieta. Aquí hay un menú básico para que fluya tu creatividad. Ten en cuenta que no es necesario eliminar completamente los alimentos ácidos para la dieta alcalina, así que puede ser tan flexible como quieras siempre y cuando sigas una regla de 80/20 como se mencionó anteriormente. Puedes elegir aumentar gradualmente la cantidad de alimentos alcalinizantes que comes hasta lograr los resultados deseados.

Día uno
Desayuno: Fresa, coco, chía, quinoa
Ingredientes:
1 taza de quinoa
½ taza de fresas en cuartos + 3 fresas en cubitos
5 cucharadas de semillas de chía
1 ½ tazas de cáñamo o leche de coco
2 dátiles medjool picadas
2 cucharadas de trozos de almendra
2 cucharadas de copos de coco

Preparación:
Durante la noche, cocina la quinoa y la fresa chía mezclando leche de almendras, fresas y 2 dátiles en una batidora y pulsando hasta que quede suave. Vierte la mezcla en un frasco y decora con semillas de

chía. Mezcla hasta que las semillas de chía estén recubiertas con el líquido. Cubre y coloca en la nevera durante la noche. Por la mañana, agrega todos los ingredientes a un tazón y sírvelo frío.

Almuerzo: Ensalada dulce Y sabrosa
Ingredientes:
1 cabeza de lechuga mantequilla
1 aguacate rebanado
¼ taza de carne de pistacho picada
1/2 pepino en rodajas
1 granada sembrada o 1/3 taza de semillas

Ingredientes de aderezo:
½ taza de aceite de oliva
¼ taza de vinagre de manzana
1 diente de ajo picado

Preparación:
Tritura o corta la lechuga en un tazón grande. Añade el resto de los ingredientes y mezcla con una pinza. Rocía con aderezo para ensaladas.

Día dos
Desayuno: Parfait de manzana sin lácteos
Ingredientes:
½ taza de leche de almendra o coco
½ taza de anacardos empapados (remojo 30 minutos - 1 hora)
1 taza de manzana en cubitos
½ cucharadita de vainilla
1/3 taza de avena cruda laminada

1 cucharada de semillas de cáñamo

Preparación:
Mezcla la leche, los anacardos y la vainilla en una batidora y pulir hasta que quede suave. Apila todos los ingredientes en una taza pequeña: Bate una cucharada grande de crema de anacardo. Añade el puñado de manzanas, adorna con semillas de cáñamo y avena ¡y a disfrutar!

Almuerzo: Sabroso wrap de aguacate
Ingredientes:
1 lechuga mantecosa
½ aguacate
Puñado de espinacas
1 cucharadita de albahaca picada
1 cucharadita de cilantro picado
1 tomate en rodajas
¼ de cebolla picada
Sal marina y pimienta

Preparación:
Extiende el aguacate sobre una hoja grande de lechuga y decora con albahaca, cebolla, cilantro, tomate, espinaca y agregue sal y pimienta. ¡Enróllala como los tacos y disfruta!

Día tres
Desayuno: Batido de mantequilla de almendras con bayas
Ingredientes:
2 tazas de leche de almendras

2 tazas de espinacas frescas
1 taza de bayas o fresas congeladas mezcladas
1 plátano (pelado y congelado)
4 cucharadas de mantequilla de almendras crudas
1 cucharada de chía

Preparación:
Mezcla primero la leche de almendras y las espinacas. Agrega el resto de los ingredientes menos la chía y mezcla de nuevo. Agrega la chía una vez que la mezcla esté suave, luego presiona a una velocidad baja para mezclar. Finalmente, cubre la mezcla completamente con semillas de chía para expandir. ¡Disfruta!

Almuerzo: Pasta Kale Pesto
Ingredientes:
2 tazas de albahaca fresca
1 puñado de col rizada
1/2 taza de nueces
¼ taza de aceite de oliva virgen extra
Sal marina y pimienta
Jugo de 2 limas
1 calabacín cortado en espiral (fideos de calabacín)
Opcional: cubre con espárragos picados, hojas de tomate y espinacas.

Preparación:
Durante la noche, remoja las nueces para ablandarlas. Agrega todos los ingredientes en una licuadora y pulsa hasta que la consistencia se vuelva cremosa. ¡Añade la mezcla a los fideos de calabacín y sirve!

Día cuatro
Desayuno: Manzana, almendras, mantequilla y avena

Ingredientes:
2 tazas de avena enrollada
1 taza de manzana verde finamente picada o rallada
1 cucharadita de canela
1/3 taza de mantequilla de almendra cruda
1 ½ tazas de leche de coco

Preparación:
Agrega la avena, la mantequilla de almendras y la leche de coco en un tazón y mezcla bien.
Mezcla los trozos de manzana rallados: cubre el recipiente con una envoltura de plástico o una tapa y colócalo en el refrigerador. Refrigera durante la noche. Remata con canela en polvo y servir.

Almuerzo: Ensalada de aguacate con aderezo de comino
Ingredientes para el aderezo:
1 aguacate
1 cucharada de comino en polvo
¼ cucharadita de sal marina
1 cucharada de aceite de oliva virgen extra
1 taza de agua
2 limas exprimidas
Pizca De Pimienta De Cayena

Ingredientes para el aderezo de limón Tahini:
¼ taza de tahini (mantequilla de sésamo)

1 diente de ajo
¾ cucharadita de sal marina
½ taza de agua
½ limón exprimido
1 cucharada de aceite de oliva extra virgen
Pimienta negra
Ingredientes para ensalada:
3 tazas de col rizada
½ taza de fideos de algas escurridos
1/3 taza de tomates cherry cortados por la mitad
½ taza de floretes de brócoli
½ calabacín en espiral (fideos)
2 cucharadas de semillas de cáñamo

Preparación:
Cocer al vapor el brócoli y la col rizada durante 4 minutos y reservar. Agregue los fideos de calabacín y algas marinas y mezcle en una porción colmada del aderezo. Añadir los tomates cherry y decorar con semillas de cáñamo.

Día cinco
Desayuno: Smoothie delicioso y energético de bayas y espinaca
Ingredientes:
2 tazas de espinacas frescas
2 tazas de leche de almendras
1 taza de bayas congeladas (cualquier variedad)
1 plátano congelado
1 cucharada de aceite de coco
½ cucharadita de canela
2 cucharadas de mantequilla de almendras crudas.

Mezcla la espinaca y la leche de almendras primero, luego agrega los ingredientes restantes y mezcla todos los ingredientes en un procesador de alimentos o licuadora hasta que todos los ingredientes estén cremosos y suaves. ¡Disfruta!

Almuerzo: Burrito de Quinoa
Ingredientes:
1 taza de quinoa (o arroz salvaje)
2 latas de 15 oz de frijoles negros
2 aguacates en rodajas
4 dientes de ajo picados
1 cucharadita de comino
4 cebollas verdes rebanadas (cebolletas)
2 limas jugosas
Pequeño puñado de cilantro picado

Preparación:
Cocinar la quinoa o el arroz. En una olla aparte, cocine los frijoles a fuego lento. Mezcle las cebollas, el ajo, el comino, el jugo de limón y permita que los sabores se establezcan durante 10-15 minutos. Cuando la quinoa esté suave, divida en tazones individuales. Capa con frijoles, aguacate y cilantro.

Dia seis
Desayuno: Quinoa matutina de avena
Ingredientes:
2 ½ tazas de leche de coco
½ taza de quinoa

1 cucharadita de semillas de chía
1 cucharadita de semillas de cáñamo
1 cucharadita de canela

Preparación:

Mezcla todos los ingredientes excepto las semillas de cáñamo y cocina a fuego lento durante 10-15 minutos hasta que el líquido se haya evaporado. Adorna con semillas de cáñamo y sirve.

Almuerzo: Ensalada De quinoa tailandesa
Ingredientes para el aderezo:

1 cucharada de semillas de sésamo
1 cucharadita de jugo de limón
2 cucharaditas de tamaris
1 cucharadita de ajo picado
3 cucharaditas de vinagre de manzana
½ cucharadita de sal marina
¼ taza de tahini (mantequilla de sésamo)
½ cucharadita de aceite de sésamo tostado
1 fecha marcada

Ingredientes para ensalada:

1 taza de quinoa al vapor
1 tomate en rodajas
1 puñado de rúcula
¼ de cebolla roja cortada en cubitos

Preparación:

En una licuadora, agrega lo siguiente: 2 cucharadas + ¼ de taza de agua, luego los ingredientes restantes. Mezcla bien. Cocina 1 taza de quinoa en una olla arrocera o al vapor, luego deja que se enfríe. Mezcla la rúcula, la quinoa, la cebolla roja y los tomates en una ensaladera, agrega el aderezo tailandés y mezcla hasta que la ensalada esté completamente cubierta. Disfruta.

Dia siete
Desayuno: Desayuno guerrero chía
Ingredientes:
1 taza de leche de almendra o coco
4 cucharadas de semillas de chía
½ cucharadita de canela
½ cucharadita de vainilla
¼ taza de almendras picadas
1 cucharada de copos de coco

Preparación:
Durante la noche, mezcla la leche y las semillas de chía en un frasco. Agrega las almendras picadas, la vainilla y la canela. Cubre bien con una tapa y agita la mezcla hasta que esté combinada. Refrigera durante la noche. Por la mañana, vierte la mezcla en dos tazones. Decora con hojuelas de coco o frutas frescas.

Almuerzo: Aderezo de sésamo asiático y fideos
Ingredientes para el aderezo:
2 cucharaditas de tamaris
2 cucharadas de tahini (mantequilla de sésamo)
½ cucharadita de néctar de coco líquido
½ cucharadita de jugo de limón
1 diente de ajo picado

Ingredientes para la ensalada de fideos:
1 calabacín en espiral (fideos) o un paquete de fideos de algas marinas
1 cebolleta picada
1 cucharada de semillas de sésamo crudas
Opcional: pimiento rojo en rodajas/zanahoria

Preparación:
En una ensaladera, mezcla todos los ingredientes del aderezo y mezcla bien con una cuchara. Prepara los fideos de calabacín con un espiralizador o pon fideos de algas marinas en agua tibia durante unos minutos para que se lave el líquido con el que están empaquetados. Mezcla el aderezo en los fideos y revuelve bien. Espolvorea con semillas de sésamo encima y sírvelo.

Ahí tienes. ¡Ahora estás en el camino correcto para vivir a la manera Keto Vegan!

¡Prepárate para sentirte bien, tener la energía que nunca antes tuviste ¡y lograr los resultados de pérdida de peso que siempre deseaste! Gracias por tomarte el tiempo de leer mi libro y está atento pues vendrán más libros sobre el veganismo en el futuro.
Si te gustó mi libro y se lo recomendarías a cualquiera, estaría muy agradecido si puedes dejar una breve reseña en Amazon. Tus comentarios son muy importantes para mí y aprovecharé la oportunidad para descubrir cómo mejorar este libro aún más.
¡Gracias de nuevo por tu apoyo!